NOTE

SUR UNE

MALADIE QUI RÈGNE ÉPIZOOTIQUEMENT

SUR LES CHEVAUX

DANS QUELQUES PARTIES DE LA FRANCE,

Lue et offerte à la Société royale et centrale d'agriculture de la Seine,
dans sa séance du 14 juillet;

PAR O. DELAFOND,

PROFESSEUR DE PATHOLOGIE A L'ÉCOLE ROYALE D'ALFORT,
MEMBRE CORRESPONDANT DE LA SOCIÉTÉ.

PARIS

FÉLIX LOCQUIN, IMPRIMEUR,
16, RUE NOTRE-DAME-DES-VICTOIRES.

1841

NOTE

SUR UNE

MALADIE QUI RÈGNE ÉPIZOOTIQUEMENT

SUR LES CHEVAUX

DANS QUELQUES PARTIES DE LA FRANCE.

———o———

MESSIEURS,

Il règne depuis deux à trois mois sur les chevaux
de diverses parties de la France et particulièrement
sur ceux de la Normandie, du Perche, de la Beauce,
de la Brie, des départements de la Seine et de Seine-et-
Oise, ainsi que sur ceux aussi de beaucoup de régiments de cavalerie, une maladie qui revêt la forme
épizootique. J'ai eu occasion de l'observer sur qua-

rante chevaux , dans l'espace de quinze jours, tant à la clinique de l'école d'Alfort que dans trois établissements de poste et de diligence. Cette maladie, souvent grave dès son début, a fait périr jusqu'à présent un assez grand nombre de chevaux dans les lieux où elle a régné et où elle sévit encore avec violence. Je m'empresse donc de venir communiquer à la savante assemblée qui m'a fait l'honneur de m'accorder la parole , les observations que j'ai recueillies jusqu'à ce moment sur cette maladie, osant espérer qu'elle les accueillera avec sa bienveillance habituelle et avec tout l'intérêt qu'elle attache à la conservation de l'un de nos plus précieux animaux domestiques.

La maladie régnante est de nature inflammatoire et a son siège, soit dans le poumon, soit dans le canal intestinal. Elle a quelque ressemblance avec la gastro-entérite épizootique qui a régné sur les chevaux en 1825 dans toutes les parties de la France; mais elle offre cette différence qu'elle attaque non seulement le canal intestinal mais encore le poumon.

Les chevaux atteints de cette maladie que nous avons observés jusqu'à présent étaient la plupart jeunes, vigoureux et attachés aux services de poste et de diligence. Beaucoup arrivaient du Perche et de la Beauce ; cependant plusieurs appartenaient aux chevaux de luxe et de gros trait. Le plus grand nombre a été malade soit pendant les dernières chaleurs , soit depuis l'abaissement de température qui s'est opéré dans ces derniers mois.

Voici les principaux symptômes qui signalent le début, la marche et les terminaisons de cette affection.

Les chevaux sont tristes, refusent de manger et dédaignent l'avoine, aliment qu'ils appètent toujours beaucoup; les poils perdent leur luisant habituel; la tête est basse et les membres n'ont plus cette attitude et cet aplomb qui se remarquent à l'examen d'un cheval en bonne santé. Quelques chevaux restent couchés pendant un certain temps se plaignent et regardent leur ventre pour accuser les douleurs intestinales qu'ils ressentent; tandis que d'autres, et c'est le plus grand nombre, restent debout, grattent le sol de temps en temps avec les membres antérieurs. Les paupières sont tuméfiées et recouvrent en partie le globe oculaire. La conjonctive palpébrale se montre infiltrée, d'un rouge vif qui prend bientôt une teinte rouge foncée et quelquefois jaunâtre. Ce dernier caractère indique toujours de la gravité dans la maladie. La bouche est chaude, parfois sèche; la langue, sans être pâteuse, est rouge à ses bords et à sa pointe. Le ventre est souvent douloureux à la pression. Les reins sont insensibles et les matières excrémentitielles sèches et dures. Ces symptômes signalent l'inflammation du canal intestinal. Voici ceux qui caractérisent l'inflammation pulmonaire:

Le cheval tousse beaucoup par quintes douloureuses, et la toux est tantôt sèche, tantôt légèrement humide; les naseaux sont donc secs ou frais. La respiration est fréquente, courte, et la poitrine, si on la percute, est douloureuse, soit à droite, soit à gauche. L'auscultation fait reconnaître une faiblesse notable dans le murmure respiratoire, et un fort râle crépitant humide dans les parties où s'est établie l'inflammation.

La région inférieure du poumon gauche parait être particulièrement le siège de la péripneumonie, puisque sur les quarante animaux que j'ai observés, un seul a eu le poumon droit malade, et deux autres une pneumonie double. Le pouls est petit, vite et mou. Tels sont les symptômes caractéristiques qui font reconnaître l'inflammation récente du tissu pulmonaire.

L'engorgement de la partie inférieure des membres et souvent des jarrets, la sensibilité de l'un ou de l'autre des cordons testiculaires et notamment du gauche, l'infiltration légère des bourses, la faiblesse de la marche, sont des symptômes pathognomoniques auxiliaires à ceux qui font constater positivement le siège du mal.

Les battements et les bruits du cœur n'ont rien de remarquable. La coagulation, la séparation, les proportions séreuse, fibrineuse et cruorique du sang, n'offrent rien d'anormal; les crins ne s'arrachent point facilement; les muqueuses ne sont pas ecchymosées; enfin aucun signe ne vient démontrer que le sang soit malade.

Je dois faire remarquer que dans quelques chevaux l'inflammation intestinale prédomine, tandis que chez le plus grand nombre c'est l'inflammation pulmonaire. Rarement les deux maladies marchent de front et avec la même intensité. Toujours l'une l'emporte en gravité sur l'autre.

Les symptômes que je viens d'énoncer persistent pendant deux à trois jours, et si la maladie est activement combattue par des moyens débilitants, la convalescence ne se fait pas longtemps attendre, après huit jours les chevaux peuvent déjà reprendre leur travail habituel. Mais si les malades n'ont reçu aucun soin, la scène pathologique change et leur état devient alarmant.

Les paupières sont très tuméfiées, les conjonctives d'un rouge brun prennent rapidement la teinte safranée. Un cercle blanchâtre se forme autour de la cornée transparente qui bientôt devient opaque à sa circonférence. Quelquefois les humeurs de l'œil se troublent. La langue est d'un rouge vif à ses bords libres et devient pâteuse. Le ventre se rétracte; la respiration très accélérée est petite, courte, l'air expiré chaud; la toux très fréquente et pénible; une absence complète du murmure pulmonaire, un bruit tubaire, un gros râle crépitant, humide, une matité complète des parois thoraciques, indiquent que l'engouement inflammatoire du poumon est passé à l'état d'hépatisation; alors le pouls est remarquable par sa faiblesse et sa vitesse. Les engorgements des membres montent aux avant-bras et aux cuisses, celui du fourreau gagne le ventre, et la marche devient difficile.

Ces symptômes annoncent le summum d'intensité de la maladie ou de sa période d'état, et marquent sa date de cinq à six jours.

Dans cette période le pronostic de l'affection est grave, et ses terminaisons quelquefois funestes, si ses progrès ne sont ni ralentis ni arrêtés par les médications débilitante et dérivative.

Les symptômes s'aggravent du septième au dixième jour; la respiration devient vîte, laborieuse, suffocante. Si un seul poumon est frappé d'hépatisation, l'inflammation se propage aux deux poumons; le pouls est petit, vîte, insensible, bientôt les animaux chancellent, tombent et meurent aussitôt.

La durée totale de la maladie est de dix à douze jours. La résolution ne peut être obtenue que du premier au septième jour au plus.

Des quarante chevaux que j'ai traités tant dans les hôpitaux de l'école d'Alfort qu'en dehors de cet établissement, trois sont morts. Ouverts avant le refroidissement cadavérique, voici ce que j'ai constaté:

L'estomac était sain, les muqueuses intestinales ont offert des surfaces étendues d'un rouge vif avec épaississement et flaccidité de leur tissu: ce sont surtout les intestins grêles qui portaient ces traces inflammatoires dans leur partie moyenne et duodénale. Les gros intestins n'ont présenté rien de notable. Le foie, qui dans l'état normal est brun et se déchire assez difficilement, était dans un des trois cadavres très gros, pesant et d'une couleur jaunâtre; son tissu, fortement injecté, se déchirait par la plus légère pression et laissait échapper un liquide d'aspect purulo-sanguinolent; ses canaux hépatiques étaient remplis d'une bile épaisse d'un brun noirâtre.

Le poumon a montré toutes les phases de l'inflammation; là on le trouvait engoué de sang crépitant et surnageant l'eau; ici il était dur, pesant, rouge foncé, friable, à cassure granulée, hépatisé en un mot. Les bronches ont été vues rouges, injectées et remplies d'un mucus jaunâtre et filant. Les petites divisions étaient surtout, dans les parties pulmonaires, hépatisées, gorgées de cette sécrétion morbide.

Les portions de plèvre costale, diaphragmatique et médiastine ne m'ont présenté aucune trace d'inflammation. La plèvre pulmonaire revêtant les parties hépatisées était seulement injectée.

Telles sont les observations que j'ai faites sur les malades et les cadavres que j'ai pu examiner jusqu'alors. Or, les symptômes que j'ai observés, les lésions que j'ai décrites, signalent assurément une double inflammation franche, tantôt isolée, tantôt simultanée, des muqueuses intestinales et du tissu pulmonaire. La maladie épizootique régnante sur les chevaux aujourd'hui me paraît donc être, soit une entérite, soit une pneumonite et souvent une entéro-pneumonite.

Les causes de cette maladie ne peuvent être rattachées à l'alimentation donnée aux chevaux depuis la récolte dernière, puisque les fourrages étaient de bonne qualité et que d'ailleurs elle s'est déclarée sur des chevaux parfaitement bien nourris. On ne peut pas non plus en rechercher l'étiologie dans les travaux excessifs, attendu que les chevaux de luxe, de maître qui travaillent peu en ont été atteints, et que des chevaux qui étaient retenus à l'infirmerie pour cause de boiterie, en ont été également affectés. Je ne sais rien encore quant à la contagion ou à la non contagion de cette affection.

La constitution chaude et humide de l'air des mois de mars, d'avril et de mai, les refroidissements brusques de température qui ont alterné jusqu'à présent avec les premiers beaux jours, me paraissent être les causes, sinon positives, au moins très probables, du développement de cette simple ou double affection. Ces causes générales, d'ailleurs, agissant sur un grand nombre d'animaux et dans beaucoup de localités, donnent une explication assez satisfaisante de la forme épizootique que revêt la maladie.

Quant aux moyens propres à combattre l'entéropneumonite régnante, je les ai choisis parmi les débilitants et les révulsifs.

Dans la période de début, le séjour des chevaux dans une écurie saine, les frictions sèches sur le corps et les membres, l'emploi d'une ou de plusieurs couvertures en laine entourant la poitrine et le ventre, la diète, les boissons miellées et légèrement acidulées, les lavements, les fumigations émollientes dans les naseaux, l'administration d'un électuaire adoucissant dans lequel j'ai fait entrer la crème de tartre rafraîchissante à la dose de 32 à 48 grammes, les saignées à la jugulaire de 4 à 5 kilogrammes et réitérées trois à quatre fois les premiers jours de la maladie, ont généralement procuré la guérison des animaux. La convalescence a été courte, et les chevaux ont pu reprendre leurs travaux habituels huit à dix jours après.

Lorsqu'un tiers ou la moitié d'un seul poumon était hépatisé, que le pouls était petit, vite et faible, j'ai persisté dans l'emploi de la médication débilitante; mais j'ai préféré jusqu'à ce jour les saignées de 2 à 3 kilogrammes aux plus fortes déplétions sanguines. Des sétons animés passés sur les parois thoraciques correspondant au poumon malade, ont toujours produit d'heureux effets. Lorsque la suppuration s'échappait de leur trajet, les animaux entraient en convalescence. Cependant j'ai vu survenir des engorgements septiques et gangréneux dans l'étendue des sétons lorsque la suppuration ne s'établissait pas promptement. Les vétérinaires devront donc être circonspects dans l'emploi de ce moyen dérivatif. Ils pourront le remplacer, dans la période de violence de la maladie, par des sinapismes placés sous la poitrine. Les saignées locales obtenues par des scarifications pratiquées dans l'engorgement produit par la rubéfaction de la peau, la cautérisation des mouchetures avec le fer rouge dans le double but d'augmenter l'inflammation et de fixer la tumeur, donnent un résultat aussi satisfaisant que les sétons, sans en avoir les graves inconvénients.

Sur un beau cheval jeune et vigoureux, propre au service de diligence, j'ai fait usage de l'émétique à grande dose. Tout le poumon gauche de cet animal faisait entendre le râle crépitant, un fort bruit bronchique ou tubaire accompagnait ce râle dans quelques endroits ; la matité des parois thoraciques avait remplacé la résonnance. Trois saignées de 5 kilogrammes chacune avaient déjà été pratiquées sans amener d'amélioration, et je désespérais de sauver l'animal. Les muqueuses intestinales ne me paraissant que peu malades, je me décidai à administrer l'émétique à une dose toxique ; 96 grammes ou 3 onces en trois doses et en lavage furent données en vingt-quatre heures. Après l'administration de la dernière dose le pouls devient excessivement faible, la respiration se ralentit et je n'entendis plus ni râle crépitant, ni bruit bronchique. L'animal restait presque toujours couché sur le côté pectoral malade, et en le châtiant il ne pouvait se relever qu'avec peine ; debout il fléchissait sur tous les membres. Cet état dura douze heures, mais après cette grande faiblesse, que j'attribuai à l'émétique, parce que j'avais remarqué cet effet après l'administration de cet agent énergique, un mieux apparut et l'inflammation du poumon s'améliora. Quatre jours après le cheval était en pleine convalescence et la guérison ne se fit pas longtemps attendre.

En résumé, Messieurs, il résulte de mes observations qui, j'ose l'espérer, seront bientôt appuyées par celles de beaucoup de vétérinaires,

1° Qu'une phlegmasie des muqueuses intestinales et des poumons règne sous la forme épizootique depuis deux à trois mois sur les chevaux, dans beaucoup de départements et sur ceux de plusieurs régiments de cavalerie;

2° Que cette maladie s'annonce avec le cortége de tous les symptômes qui caractérisent l'entérite et la pneumonite sporadique du cheval; mais que le gonflement des paupières, la vive rougeur de la conjonctive, l'opacité de la circonférence de la vitre de l'œil, le trouble de l'humeur aqueuse, la petitesse et la faiblesse du pouls, les douleurs des cordons testiculaires, sont des symptômes qui n'appartiennent point ordinairement à ces deux maladies et qui servent à caractériser l'affection régnante;

2° Que les altérations cadavériques sont celles qui se rattachent à l'entérite et la pneumonite;

4° Que les causes générales de la maladie épizootique paraissent être les variations brusques de température des mois d'avril, de mai, de juin et de juillet courant.

5° Enfin, que les débilitants généraux, les saignées réitérées à la jugulaire, l'emploi de sétons ou de sinapismes sur les parois thoraciques, sont les moyens curatifs qui ont fait obtenir la guérison de la maladie de trente-sept chevaux sur quarante qui en ont été atteints.

La Société, après avoir entendu cette lecture, a remercié M. Delafond de sa communication, et a décidé qu'un extrait de cette note serait imprimé dans le Bulletin de ses séances. Elle a ensuite chargé M. Girard de la faire imprimer dans le *Recueil de médecine vétérinaire*, M. Soulange Bodin de l'insérer dans les *Annales de l'agriculture*; enfin elle a engagé l'auteur à lui donner la plus prompte et la plus grande publicité.